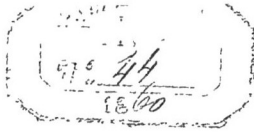

RECHERCHES

SUR LES

EAUX FERRUGINEUSES

DE

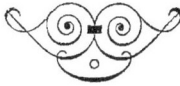

SAINT-QUENTIN;

PAR

M. LOUIS BLIN,

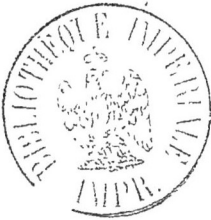

LAURÉAT DES HÔPITAUX ET DE LA FACULTÉ DE MÉDECINE DE PARIS,

MEMBRE DU CONSEIL DE SALUBRITÉ DE LA VILLE DE SAINT-QUENTIN ET DE

PLUSIEURS SOCIÉTÉS SAVANTES.

SAINT-QUENTIN.

—

Typographie et Lithographie de Jules MOUREAU, Place de l'Hôtel-de-Ville, 7

—

1860

RECHERCHES

SUR LES

EAUX FERRUGINEUSES

DE SAINT-QUENTIN.

---

§ I. FRÉQUENCE DES EAUX FERRUGINEUSES DANS LA VALLÉE DE LA SOMME.
— SOURCES FERRUGINEUSES DE SAINT-QUENTIN ; LEUR MULTIPLICITÉ
PAR SUITE DES FORAGES ARTÉSIENS ; ANCIENNE FONTAINE FERRÉE. —
HYDROGRAPHIE SOUTERRAINE.

La vallée de la Somme renferme un grand nombre
de sources d'eaux ferrugineuses. Dans les marais,
il n'est pas rare de rencontrer des dépôts rougeâtres
qui dénotent la présence d'une source de cette nature. J'ai constaté l'existence de plusieurs sources
ferrugineuses à Lesdins, dans la propriété de M. de
Chauvenet; on en trouve aussi à Castres et à Happen-
court ; ces deux dernières ont été utilisées ancien-

nement pour l'usage médical par les habitants du pays. En dehors de notre département, près de Péronne, il existe une source ferrugineuse qui a joui d'une certaine réputation ; elle est signalée dans le *Dictionnaire général de médecine.*

Je me borne à cette énumération incomplète ; mon intention, dans ce travail, est d'attirer particulièrement l'attention sur les eaux ferrugineuses de Saint-Quentin.

Dans un plan de la ville de Saint-Quentin en 1557, publié par M. Ch. Gomart, on trouve indiquée une *fontaine ferrée,* qui était située près de l'église Saint-Eloi. L'emplacement de cette ancienne fontaine paraît correspondre à une petite pièce d'eau qui longe le jardin de la maison nº 25, route de Lafère, habitée par Mlles Lamy. Cette mare reçoit aujourd'hui les eaux d'égoût du voisinage, et l'on doit la considérer plutôt comme un réceptacle de toute espèce d'impuretés que comme une source d'eau ferrugineuse. L'eau impure de cette ancienne fontaine ferrée s'écoule lentement ; en se réunissant avec celle de la fontaine publique de la ville, elle forme un ruisseau qui passe sous la chaussée, longe la rue Saint-Eloi, et va se jeter dans la Somme.

Dans le voisinage de la fontaine ferrée, et même des deux côtés de la Somme, jusqu'à une distance de deux cents mètres environ de cette rivière, les sources ferrugineuses se sont multipliées à l'infini, par suite de forages artésiens.

Dans tout ce quartier, le forage se fait sans aucune difficulté, d'abord à travers un terrain tourbeux, et ensuite à travers une craie jaunâtre très-friable. A une profondeur de quinze à trente mètres, on arrive à une couche d'eau qui s'élève dans le tuyau du puits artésien de manière à pouvoir être aspirée au moyen d'une pompe.

Cette eau obtenue si facilement contient du fer, et par conséquent elle est impropre à plusieurs usages industriels, notamment au blanchiment et à la teinture. Dans certains endroits, on a poussé le tuyau artésien jusqu'au-delà de deux cents mètres ; on n'a toujours rencontré qu'une craie jaunâtre et une eau ferrugineuse (*).

La facilité des forages, et la nécessité pour l'industrie de trouver une eau qui ne contînt pas de fer, ont fait multiplier les tentatives. Le résultat de tous ces forages permet d'établir l'hydrographie

(*) Je dois ces détails à M. Dubois, foreur de puits artésiens.

souterraine de ce quartier, et d'indiquer les limites assez exactes de la nappe d'eau ferrugineuse.

---

§ II. ÉTENDUE DE LA NAPPE D'EAU FERRUGINEUSE A DROITE ET A GAUCHE DE LA SOMME.

A droite de la Somme, la nappe d'eau ferrugineuse s'étend jusqu'au lieu dit *le Coupement.* Les puits artésiens de l'abattoir, ceux de l'établissement des bains, ne donnent pas d'eau ferrée. Les premiers puits ferrugineux que l'on rencontre, en descendant de la ville vers la Somme, sont ceux qui ont été forés entre la rue de l'Etang et le boulevart Sainte-Anne, à l'ancienne raffinerie de M. Jacquemin. En ce point, il a existé plusieurs puits artésiens, qui ont donné les uns de l'eau ferrée, les autres de l'eau ordinaire. Ces puits sont maintenant obstrués.

A partir de cet endroit jusqu'à la Somme, la plupart des puits artésiens sont ferrugineux. Je citerai notamment ceux de M. Mousty, fabricant de plâtre, de M. Derôme, négociant en charbons, et de M. Souplet-Chédeville, imprimeur sur tissus. A la caserne de gendarmerie, située en face de la maison de M. Mousty, on a de l'eau ordinaire.

Sur la place du chemin de fer, dans une maison nouvellement bâtie, il existe un puits artésien qui donne de l'eau sulfureuse, ayant une odeur et une saveur d'œufs pourris caractéristiques. La présence de l'hydrogène sulfuré dans cette eau me paraît devoir être attribuée à ce qu'elle traverse des terrains de remblais, contenant des plâtras et des matières organiques.

A gauche de la Somme, vers le faubourg, la nappe d'eau ferrugineuse s'étend à peu près jusqu'au niveau de la rue Saint-Eloi et de la rue de la Fontaine, et comprend une partie de la rue de la Raffinerie.

Sept puits artésiens ont été creusés dans la propriété de MM. Joly de Bammeville, qui s'étendait depuis la Somme jusqu'à la rue Saint-Eloi, et qui depuis a été traversée par le chemin de fer. Deux de ces puits, forés près de l'établissement connu sous le nom de *Fabrique blanche,* donnèrent une eau tellement ferrugineuse qu'elle ne put être employée aux usages de la fabrique, et surtout au blanchiment ; les tissus lavés avec cette eau conservaient une teinte jaunâtre. L'un de ces puits a été supprimé, l'autre a été conservé ; mais on n'utilise l'eau qu'il fournit que pour alimenter les

chaudières. Dans l'espoir de trouver une eau meil-
leure, M. Joly fit faire de nouveaux forages à une
distance de cent mètres environ des premiers, vers
la rue Saint-Eloi. Cinq trous de sonde furent pratiqués ; ces puits ont été creusés à peu près à la
même profondeur ; ils ne sont éloignés les uns des
autres que de un à deux mètres, et cependant ils
ne donnent pas la même eau ; trois donnent une
eau ferrugineuse, les deux autres une eau simple-
ment calcaire. Il n'est pas nécessaire d'analyser
chacune de ces eaux pour établir la différence de
leur composition ; en effet, celles qui contiennent
du fer déposent, jusqu'à une distance de $0^m 30$
à $0^m 40$ centimètres autour de la source, une
couche de rouille ; de plus, en faisant manœuvrer
un piston de pompe aspirante dans le conduit, on
en extrait une sorte de boue rougeâtre, tandis que
les deux autres sources ne donnent qu'une boue
blanche, composée exclusivement de sels de chaux.
Ces dépôts se forment assez abondamment pour
obstruer le tuyau au bout de quelques semaines,
et nécessiter alors un nettoyage à l'aide d'un piston.
Les eaux des trois puits artésiens ferrugineux dont
je viens de parler, contiennent beaucoup moins
de fer que celles des puits qui sont plus rapprochés

de la Somme ; aussi a-t-on pu les laisser s'écouler mélangées avec celles des puits non ferrugineux, et les utiliser pour la blanchisserie. Il est d'ailleurs important de faire remarquer que, dans le long trajet qu'elles ont à parcourir avant d'arriver à l'établissement (environ cent mètres), ces eaux doivent déposer en majeure partie la petite quantité de fer qu'elles contiennent, et elles ne présentent plus alors d'inconvénient pour le blanchîment des tissus. Lors de la construction du chemin de fer, la blanchisserie de M. Joly se trouva menacée de ne plus recevoir les eaux qui lui étaient nécessaires ; la gare devait occuper précisément l'espace compris entre l'établissement et les puits artésiens. M. Joly réclama et obtint de l'administration la construction d'un aqueduc pour faire passer ces eaux sous la voie ferrée (*).

Ces cinq puits, dont trois sont ferrugineux, indiquent la limite de la nappe d'eau ferrugineuse. Si M. Joly avait tenu à avoir de l'eau absolument dépourvue de toute trace de fer, je suis certain que de nouveaux forages pratiqués à quelques mètres plus loin, n'auraient donné que de l'eau calcaire.

(*) Je dois la plupart des renseignements que j'ai cru devoir mentionner ici à l'obligeance de M. TACONET, Directeur de la fabrique Blanche.

Dans la propriété de M. Clovis Cordier, qui est adjacente à celle de M. Joly, il existe également plusieurs puits artésiens dont les uns sont ferrugineux et les autres ne le sont pas. L'eau des premiers n'est utilisée que pour alimenter les chaudières (*).

L'ancienne fontaine ferrée (derrière la maison de MM^{lles} Lamy, route de Lafère, 25), est située à peu près à la même distance de la Somme que les puits artésiens de M. Joly. Elle se trouve aussi sur la limite de la nappe d'eau ferrugineuse ; en effet, un puits artésien creusé dans la cour de MM^{lles} Lamy donne une eau ferrée ; mais dans la maison voisine, n° 27, et au-delà, on n'a plus que de l'eau calcaire, analogue à celle de la fontaine publique de la ville, qui est située dans le voisinage.

Un grand nombre de puits artésiens ont été

(*) A l'entrée de la propriété de M. Clovis Cordier, connue très-anciennement sous le nom de *Buerie d'Ostende*, près de la rue Mayeure, il existe une source que l'on appelle *Fontaine des Surgeons*. Cette dénomination me paraît provenir de ce que, à l'époque du siége de Saint-Quentin, en 1557, une ambulance anglaise était établie en cet endroit. Le mot *surgeons*, en anglais, signifie chirurgiens ; fontaine des surgeons, fontaine des chirurgiens. Cette opinion est confirmée par l'examen de la carte du siége de Saint-Quentin, par Jérôme Cock, autographiée par M. Ch. Gomart ; on voit sur cette carte que l'armée anglaise, après la bataille de Saint-Laurent, occupait la rive gauche de la Somme depuis le faubourg d'Isle jusqu'aux environs de Gauchy.

La fontaine des Surgeons n'est pas ferrugineuse.

creusés dans ce quartier, depuis la construction du chemin de fer. J'ai examiné les eaux qu'ils fournissent chez M. Olivier, chez M. Herman-Bertin, à la gare du chemin de fer. La plupart de ces eaux sont ferrugineuses; quelques-unes contiennent de l'hydrogène sulfuré.

Il résulterait des renseignements que j'ai recueillis, que l'eau artésienne contient d'autant plus de fer, qu'elle provient d'un puits plus rapproché de la Somme; c'est un fait qui mériterait d'être vérifié rigoureusement par l'analyse chimique.

§ III. EXAMEN D'UNE EAU FERRUGINEUSE RECUEILLIE PRÈS DE L'ANCIENNE FONTAINE FERRÉE. — PROPRIÉTÉS PHYSIQUES. — ANALYSE CHIMIQUE.

J'ai examiné avec le plus grand soin l'eau ferrugineuse provenant du puits de MM^{lles} Lamy, c'est la seule dont l'analyse chimique ait été faite jusqu'à présent.

Ce puits artésien est situé à quelques mètres de l'ancienne fontaine. Il est foré à vingt-cinq ou trente mètres, dans un calcaire mou et jaunâtre. L'eau s'élève à une certaine hauteur dans le tuyau, et elle est puisée au moyen d'une pompe ordinaire.

A la sortie du griffon, l'eau a une température de 10 degrés centigrades; c'est la température de

toutes les sources de notre contrée. Elle a une saveur fraîche, styptique, franchement ferrugineuse;
au moment même où l'on vient de la puiser, elle
est d'une limpidité parfaite ; mais si elle est aban-
donnée à l'air libre, elle ne tarde pas à se troubler;
au bout de quelques heures, elle devient louche
et jaunâtre ; en même temps on voit s'élever des
bulles de gaz le long des parois du vase. Au bout
de plusieurs jours, elle forme un véritable dépôt de
rouille. Cette décomposition est propre à toutes les
eaux ferrugineuses ; elle tient à ce que, au contact
de l'air, le carbonate de protoxyde de fer passe à
l'état de peroxyde, et l'acide carbonique se dégage.

L'analyse de cette eau a été faite par M. Lefèvre,
professeur de chimie au Lycée. En voici le résumé :

		En volumes.	En poids.
Matières volatiles.	Eau	1 litre	1 ᵍ 000 ᵐ
	Acide carbonique . . .	0ˡ026	0 050
	Azote	0ˡ020	0 024
Matières fixes.	Carbonate de chaux.		0 309
	— de protoxyde de fer.		0 014
	Chlorure de sodium		0 026
	Sulfates. . . . . traces.		
	Silice (*)		0 010

(*) L'absence d'oxygène est fort remarquable; elle s'explique aisément par la
nature ferrugineuse de l'eau.

Il résulte de cette analysé que, malgré la saveur ferrugineuse bien prononcée qu'elle présente, l'eau de MM[lles] Lamy ne contient que un centigramme et demi de carbonate de fer par litre. Quoiqu'il en soit, la composition chimique de cette eau lui donne une certaine valeur au point de vue médical.

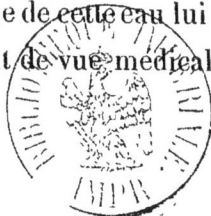

OUVRAGES DU MÊME AUTEUR:

Conformation vicieuse des quatre membres. — Paris, 1852.

De la Diphtérite des organes génito-urinaires. — Paris, 1857.

Mémoire sur les Calculs salivaires du canal de Warthon. — St-Quentin, 1858.

Du Croup et de la Trachéotomie. — Saint-Quentin, 1858